GESUNDE ERNÄHRUNG

Essen für Körper und Geist

Philipp Frühwirth

INHALT

WAS BEDEUTET EINE GESUNDE ERNÄHRUNG?

Eine gesunde Ernährung ist eine wichtige Grundlage für ein gesundes Leben. Doch was genau versteht man unter einer gesunden Ernährung? Im Grunde genommen bedeutet eine gesunde Ernährung, dass man seinem Körper alle wichtigen Nährstoffe zuführt, die er benötigt, um optimal funktionieren zu können. Dabei sollten insbesondere Gemüse und Obst, Vollkornprodukte, Milchprodukte, Fisch und mageres Fleisch auf dem Speiseplan stehen. Doch wie sieht eine gesunde Ernährung im Detail aus?

Eine ausgewogene Ernährung ist in erster Linie abwechslungsreich. Das bedeutet, dass man sich möglichst vielfältig ernähren und auf eine ausgewogene Kombination von Lebensmitteln achten sollte. Dazu gehören beispielsweise verschiedene Mineralstoffe, Vitamine und Spurenelemente sowie Kohlenhydrate, Fette und Proteine. Eine gesunde Ernährung orientiert sich zudem an der empfohlenen täglichen Nährstoffmenge, die je nach Alter, Geschlecht und körperlicher Aktivität variiert.

Ein weiterer wichtiger Aspekt einer gesunden Ernährung ist eine reduzierte Zufuhr von Fett, Salz und Zucker. Insbesondere in Fertigprodukten und Fast Food ist eine erhöhte Zufuhr dieser Stoffe enthalten, die langfristig durch eine Überbelastung des Körpers zu Gesundheitsproblemen führen kann. Stattdessen sollte man auf eine möglichst natürliche Ernährung setzen, die frei von zugesetzten Aromen, Konservierungsstoffen und anderen ungesunden Zusatzstoffen ist.

Auch die Art und Weise, wie man isst, kann einen Einfluss auf eine gesunde Ernährung haben. So ist es beispielsweise wichtig, dass man ausreichend trinkt, um den Körper hydriert zu halten. Auch das Bewusstsein für das eigene Essverhalten, wie zum Beispiel bewusst langsameres und achtsameres Essen, kann sich positiv auf die Gesundheit auswirken.

Eine gesunde Ernährung kann nicht nur unser Wohlbefinden verbessern, sondern kann auch helfen, Krankheiten wie Diabetes, Bluthochdruck und Herzerkrankungen vorzubeugen. Um eine gesunde Ernährung in den Alltag zu integrieren, kann es hilfreich sein, sich einen Wochenplan zu erstellen oder gezielte Einkaufslisten anzufertigen, um gezielter auf gesunde Lebensmittel setzen zu können.

Zusammenfassend lässt sich also sagen, dass eine gesunde Ernährung eine ausgewogene und abwechslungsreiche Ernährung ist, die frei von ungesunden Zusatzstoffen und reduziertem Fett-, Salz- und Zuckergehalt ist. Sie sollte sich an der empfohlenen täglichen Nährstoffmenge orientieren und auch das Essverhalten mit einbeziehen. Eine gesunde Ernährung kann dazu beitragen, dass sich unser Körper rundum wohl fühlt und Krankheiten vorgebeugt werden.

GRUNDSÄTZE EINER GESUNDEN ERNÄHRUNG

Eine gesunde Ernährung ist ein wichtiger Bestandteil eines gesunden Lebensstils. Grundsätzlich geht es darum, dem Körper alle Nährstoffe zuzuführen, die er benötigt, um optimal zu funktionieren. Doch was sind eigentlich die wichtigsten Grundsätze einer gesunden Ernährung?

1. Ausgewogenheit: Eine gesunde Ernährung ist eine ausgewogene Ernährung. Das bedeutet, dass alle Nährstoffe in einem ausgewogenen Verhältnis zueinander stehen sollten. Das heißt, dass man auf eine Mischung aus Kohlenhydraten, Proteinen und Fetten achten sollte, um den Körper optimal zu versorgen.

2. Vielfalt: Auch eine ausgewogene Ernährung kann schnell langweilig werden, wenn man immer die gleichen Lebensmittel isst. Es ist wichtig, eine Vielfalt an Lebensmitteln in die Ernährung zu integrieren, um dem Körper eine breite Palette an Nährstoffen und Vitaminen zu bieten.

3. Frische Lebensmittel: Frische Lebensmittel sind generell zu bevorzugen. Sie enthalten oft mehr Nährstoffe als verarbeitete Lebensmittel und sind zudem frei von Konservierungsstoffen und Zusatzstoffen.

4. Vollwertige Lebensmittel: Vollwertige Lebensmittel enthalten viele Ballaststoffe und sind daher besonders sättigend. Sie halten den Blutzuckerspiegel konstant und fördern die Verdauung.

5. Wenig Zucker: Zu viel Zucker kann zu Übergewicht, Diabetes und anderen Gesundheitsproblemen führen. Daher sollte man zuckerhaltige Lebensmittel wie Süßigkeiten, Limonaden und Gebäck nur in Maßen genießen.

6. Wenig Fett: Fett ist ein wichtiger Nährstoff, den der Körper braucht. Allerdings sollte man darauf achten, dass man gesunde Fette zu sich nimmt und nicht zu viel davon isst. Ungesunde Fette wie Transfette, die in vielen Fertigprodukten enthalten sind, sollten vermieden werden.

7. Ausreichend Flüssigkeit: Wasser ist das wichtigste Lebensmittel überhaupt. Der Körper benötigt ausreichend Flüssigkeit, um optimal zu funktionieren. Daher sollten Erwachsene täglich mindestens 1,5 Liter Wasser trinken.

8. Maßvolles Essen: Eine gesunde Ernährung bedeutet auch, maßvoll zu essen. Das heißt, dass man sich bewusst sein sollte, wie viel man isst und wann man satt ist.

9. Essen in Ruhe genießen: Essen sollte nicht nur als Nahrungsaufnahme betrachtet werden, sondern auch als sinnliches Vergnügen. Eine gesunde Ernährung bedeutet daher auch, das Essen zu genießen und in Ruhe zu essen.

Insgesamt sind die Grundsätze einer gesunden Ernährung relativ einfach, aber dennoch nicht immer leicht umzusetzen. Eine ausgewogene Ernährung erfordert Zeit, Geduld und Planung. Dennoch lohnt es sich, eine gesunde Ernährung zu verfolgen, um langfristig fit, gesund und vital zu bleiben.

HERZ-KREISLAUF-ERKRANKUNGEN VORBEUGEN DURCH GESUNDE ERNÄHRUNG

Herz-Kreislauf-Erkrankungen sind eine der häufigsten Todesursachen weltweit. Dies sind Erkrankungen, die das Herz und die Blutgefäße betreffen, einschließlich des Herzanfalls, der koronaren Herzkrankheit und des Schlaganfalls. Faktoren wie Rauchen, Bewegungsmangel, Stress und ungesunde Ernährung können das Risiko für diese Erkrankungen erhöhen. Eine gesunde Ernährung kann einen großen Beitrag dazu leisten, das Risiko für Herz-Kreislauf-Erkrankungen zu senken.

Eine gesunde Ernährung sollte eine Vielzahl von Nahrungsmitteln enthalten. Es ist wichtig, dass wir uns von einer einseitigen, ungesunden Ernährung fernhalten, die reich an Fett, Zucker, Salz und leeren Kalorien ist. Stattdessen sollten wir uns von einer ausgewogenen Ernährung ernähren, die aus Obst, Gemüse, Vollkornprodukten, magerem Eiweiß, gesunden Fetten und einer begrenzten Menge an Zucker und Salz besteht.

Es ist wichtig, auf gesunde Fette zu achten, denn sie können helfen, das Risiko für Herz-Kreislauf-Erkrankungen zu senken. Diese Art von Fett ist in Nüssen, Samen, Avocados, fettreichen Fischen wie Lachs und Makrele und Olivenöl enthalten. Gesunde Fette enthalten Omega-3-Fettsäuren, die dazu beitragen können, die Entzündung im Körper zu reduzieren und das Risiko für Schlaganfälle und Herzerkrankungen zu senken.

Es ist auch wichtig, auf eine ausreichende Ballaststoffzufuhr zu achten. Ballaststoffe sind in Vollkornprodukten, Obst und Gemüse sowie in Hülsenfrüchten und Nüssen enthalten. Ballaststoffe sind wichtig für eine gesunde Verdauung und können dazu beitragen, den Cholesterinspiegel im Blut zu senken.

Eine gesunde Ernährung sollte auch eine Vielzahl von Obst und Gemüse enthalten. Diese Lebensmittel enthalten viele Vitamine, Mineralien und Antioxidantien, die dazu beitragen können, das Herz-Kreislauf-System gesund zu halten. Es wird empfohlen, fünf Portionen Obst und Gemüse pro Tag zu sich zu nehmen.

Es ist auch wichtig, auf eine ausreichende Flüssigkeitszufuhr zu achten. Eine ausreichende Flüssigkeitszufuhr kann dazu beitragen, das Herz-Kreislauf-System gesund zu halten, da sie dazu beitragen kann, den Blutdruck zu senken und den Körper mit ausreichend Sauerstoff zu versorgen. Wasser ist die beste Wahl für eine gesunde Flüssigkeitszufuhr.

Insgesamt kann eine gesunde Ernährung dazu beitragen, das Risiko für Herz-Kreislauf-Erkrankungen zu senken und eine gute Herzgesundheit zu fördern. Eine ausgewogene und abwechslungsreiche Ernährung ist der Schlüssel zu einem gesunden Herzen.

GESUNDE ERNÄHRUNG IN DER SCHWANGERSCHAFT

Die Schwangerschaft ist eine besondere Zeit und erfordert eine angepasste Ernährung. Eine ausgewogene und gesunde Ernährung kann das Wohlbefinden der Mutter und das Wachstum des ungeborenen Kindes fördern. In diesem Kapitel erfahren Sie, wie Sie sich während der Schwangerschaft ernähren sollten.

Essen für zwei oder doch nicht?

Es ist ein weit verbreiteter Irrglaube, dass Schwangere für zwei essen müssen. Tatsächlich braucht der Körper während der Schwangerschaft nur etwa 300 bis 500 Kalorien mehr als sonst. Eine ausgewogene Ernährung mit vielen Nährstoffen ist jedoch entscheidend für die gesunde Entwicklung des Fötus.

Essentielle Nährstoffe in der Schwangerschaft

Folsäure: Folsäure ist ein wichtiger Nährstoff, der bei der Entwicklung des Neuralrohrs des Fötus eine wichtige Rolle spielt. Eine ausreichende Zufuhr während der Schwangerschaft reduziert das Risiko von Neuralrohrdefekten beim Fötus. Lebensmittel, die reich an Folsäure sind, sind z. B. grünes Gemüse, Nüsse, Samen, Hülsenfrüchte und Vollkornprodukte.

Eisen: Eisen ist notwendig für das Wachstum von Plazenta und Fötus. Eisenmangel kann zu Anämie führen und das Risiko von Frühgeburten erhöhen. Eisenreiche Lebensmittel sind z. B. Fleisch, Fisch, Nüsse, Samen und Hülsenfrüchte.

Calcium: Calcium ist entscheidend für die Knochenbildung des Fötus und den Erhalt der Knochengesundheit der Mutter. Bei Calciummangel kann es zu Knochenschwund und Osteoporose kommen. Gute Calciumquellen sind Milchprodukte, grünes Gemüse und Nüsse.

Protein: Protein ist wichtig für das Wachstum und die Entwicklung des Fötus. Schwangere sollten darauf achten, ausreichend Proteine zu sich zu nehmen, insbesondere in Form von magerem Fleisch, Fisch, Eiern, Hülsenfrüchten und Nüssen.

Vitamine und Mineralstoffe: Zusätzlich zu den oben genannten Nährstoffen ist es wichtig, auch ausreichend Vitamine und Mineralstoffe zu sich zu nehmen. Obst und Gemüse sind gute Quellen für viele der notwendigen Nährstoffe.

Vermeiden Sie ungesunde Nahrungsmittel

Während der Schwangerschaft sollten einige Nahrungsmittel vermieden werden, um das Risiko von Infektionen und Komplikationen zu minimieren. Dazu gehören rohe oder halb gekochte Lebensmittel, rohes Fleisch, roher Fisch, Rohmilchprodukte sowie ungewaschenes **Obst und Gemüse.**

Das Ziel einer gesunden Ernährung in der Schwangerschaft ist es, eine Vielzahl von Nährstoffen aus einer ausgewogenen Ernährung zu erhalten und gleichzeitig potenziell schädliche Nahrungsmittel zu vermeiden. Wenn Sie Fragen zu Ihrer Ernährung während der Schwangerschaft haben, wenden Sie sich an einen Ernährungsspezialisten oder Arzt.

GESUNDE ERNÄHRUNG IM ALTER

Im Alter ändern sich die Ernährungsbedürfnisse und somit auch die Anforderungen an eine gesunde Ernährung. Senioren haben oft einen erhöhten Nährstoffbedarf, da der Körper nicht mehr so effektiv Nährstoffe aufnehmen kann wie in jüngeren Jahren. Zudem kann eine unzureichende Ernährung zu Mangelerscheinungen führen, die im Alter häufiger auftreten. Eine ausgewogene, gesunde Ernährung ist daher besonders wichtig für ältere Menschen.

Das Ziel einer gesunden Ernährung im Alter ist es, den Körper mit allen notwendigen Nährstoffen zu versorgen und Krankheiten vorzubeugen. Eine ausgewogene Ernährung sollte möglichst alle Nährstoffe in ausreichender Menge enthalten.

Ein wichtiger Bestandteil einer gesunden Ernährung im Alter ist eine ausreichende Zufuhr von Eiweiß, da ältere Menschen oft Muskelschwund und Kraftverlust haben. Eiweiß ist notwendig für den Erhalt und Aufbau von Muskelmasse. Fleisch, Fisch, Eier, Milchprodukte und Hülsenfrüchte sind gute Quellen für Eiweiß in der Ernährung.

Auch Ballaststoffe spielen eine wichtige Rolle in der Ernährung von Senioren. Ballaststoffe halten den Darm gesund und fördern eine gute Verdauung. Vollkornprodukte, Obst und Gemüse sind gute Quellen für Ballaststoffe.

Im Alter kann der Vitamin-D-Bedarf erhöht sein, da ältere Menschen oft weniger Vitamin D produzieren können. Vitamin D ist wichtig für die Knochengesundheit und hilft dabei, Osteoporose zu verhindern. Fisch, Eier und Milchprodukte sind gute Quellen für Vitamin D.

Neben der ausgewogenen Ernährung ist es auch wichtig, ausreichend zu trinken. Im Alter nimmt das Durstgefühl ab, was dazu führen kann, dass Senioren zu wenig trinken. Ausreichend Flüssigkeit ist jedoch wichtig für den Stoffwechsel und die Verdauung.

Eine gesunde Ernährung im Alter sollte auch auf die individuellen Bedürfnisse und gesundheitlichen Einschränkungen abgestimmt sein. Viele ältere Menschen haben Probleme mit dem Kauen oder Schlucken, was zu Schwierigkeiten bei der Nahrungsaufnahme führen kann. In solchen Fällen können spezielle Konsistenzen oder Nahrungsergänzungsmittel helfen.

Zusammenfassend lässt sich sagen, dass eine gesunde Ernährung im Alter besonders wichtig ist. Eine ausgewogene Ernährung, die auf die individuellen Bedürfnisse abgestimmt ist, kann dazu beitragen, Krankheiten vorzubeugen und das Wohlbefinden im Alter zu verbessern.

GESUNDE ERNÄHRUNG
FÜR KINDER

Eine gesunde Ernährung spielt für Kinder eine besonders wichtige Rolle. Denn in den jüngsten Lebensjahren legt der Körper die Grundlage für eine gesunde Entwicklung und Prävention von Erkrankungen im späteren Leben. Doch wie kann eine gesunde Ernährung für Kinder aussehen?

Grundsätzlich sollten Mahlzeiten für Kinder im Idealfall aus einer Kombination von komplexen Kohlenhydraten, Proteinen, guten Fettsäuren, ausreichend Ballaststoffen, Mineralien und Vitaminen bestehen. Doch das Essverhalten von Kindern kann ein raffiniertes System sein – für manche Eltern kann es eine Herausforderung sein, ihre Kinder für eine gesunde Ernährung zu begeistern.

Doch es gibt einige Tipps, die Eltern bei der Förderung einer gesunden Ernährung für ihre Kinder helfen können. Hier sind drei wichtige Grundsätze für die gesunde Ernährung von Kindern:

1. Bunte Vielfalt: Eine gesunde Ernährung für Kinder sollte eine bunte Mischung aus verschiedenen Lebensmitteln enthalten. Ein Tipp für Eltern ist, beim Einkauf auf verschiedene Farben im Einkaufswagen zu achten. Eine ausreichende Menge an verschiedenen Gemüsesorten, Obst, Getreide, Vollkornprodukten, Milchprodukten und magerem Fleisch oder Fisch bieten die notwendigen Nährstoffe, die Kinder für eine gesunde Entwicklung benötigen.

2. Zucker und Salz in Maßen: Zucker und Salz gehören zu den Grundnährstoffen, aber eine zu große Menge davon kann zu gesundheitlichen Problemen führen. In vielen verarbeiteten

Lebensmitteln ist Zucker und Salz in hohen Mengen enthalten. Eltern sollten daher darauf achten, dass ihre Kinder nicht zu viele zuckerhaltige Getränke und Snacks konsumieren und stattdessen natürliche Alternativen wie Obst und Nüsse anbieten.

3. Vorbild sein: Eltern sind das wichtigste Vorbild für ihre Kinder. Es ist wichtig, dass sie eine gesunde Ernährung und ein gesundes Essverhalten vorleben, damit Kinder motiviert sind, das Gleiche in ihrem Leben umzusetzen. Gemeinsame Mahlzeiten und ein regelmäßiges Essverhalten helfen Kindern, ein normales Verhältnis zu Essen aufzubauen.

Eine gesunde Ernährung für Kinder ist essentiell für die Phase ihrer Entwicklung. Kinder, die ausgewogen essen, sind aktiver, konzentrierter, leistungsfähiger und leiden seltener unter allergischen Erkrankungen, Übergewicht oder Erkrankungen wie Diabetes und Herz-Kreislaufproblemen im späteren Leben.

VEGETARISCH ODER VEGAN LEBEN – EINE GESUNDE ERNÄHRUNGSALTERNATIVE?

Immer mehr Menschen entscheiden sich dazu, ihre Ernährung umzustellen und auf Fleisch oder gar jegliche tierische Produkte zu verzichten. Vor allem die vegane Ernährung erlebt derzeit einen regelrechten Hype. Doch ist eine vegetarische oder gar vegane Ernährung auch wirklich gesund? Kann sie alle notwendigen Nährstoffe liefern und beugt sie Krankheiten vor?

Grundlegend ist es möglich, auch ohne Fleisch und tierische Produkte eine ausgewogene und gesunde Ernährung zu gewährleisten. Allerdings bedarf es hierbei einer besonders sorgfältigen Planung und Umsetzung, um alle notwendigen Nährstoffe aus pflanzlichen Quellen zu erhalten.

Ein Vorteil einer vegetarischen oder veganen Ernährung ist die Aufnahme von vielen Ballaststoffen durch Gemüse, Obst, Vollkornprodukte und Hülsenfrüchte. Zudem sind pflanzliche Lebensmittel oft kalorienärmer und damit eine gute Option für Menschen, die abnehmen möchten.

Allerdings müssen Vegetarier und Veganer besonders auf ihre Versorgung mit Proteinen und Eisen achten, da diese in tierischen Produkten reichlich vorhanden sind. Auch die Versorgung mit Vitamin B12, das vor allem für die Bildung roter Blutkörperchen und ein gesundes Nervensystem wichtig ist, bedarf bei einer rein pflanzlichen Ernährung spezieller Aufmerksamkeit. Es empfiehlt sich daher, bei einer vegetarischen oder veganen Ernährung Nahrungsergänzungsmittel wie Vitamin B12-Präparate einzunehmen.

Eine gut geplante und ausgewogene vegetarische oder vegane Ernährung kann bestimmten Krankheiten vorbeugen. So zeigen Studien, dass eine pflanzenbasierte Ernährung das Risiko für Herz-Kreislauf-Erkrankungen, Bluthochdruck und Diabetes senken kann. Auch das Risiko für einige Krebsarten und Adipositas scheint bei einer veganen Ernährung geringer zu sein.

Dennoch kann eine rein pflanzenbasierte Ernährung auch Risiken mit sich bringen. So kann bei einem Mangel an essentiellen Nährstoffen eine Mangelernährung auftreten. Auch kann eine vegane Ernährung bei Frauen zu Hormonproblemen führen und bei Kindern zu Wachstumsstörungen.

Eine wissenschaftlich fundierte vegetarische oder vegane Ernährung kann den Gesundheitszustand verbessern und Krankheiten vorbeugen. Wer eine solche Ernährungsweise wählt, sollte sich jedoch besonders umfassend mit den Bedürfnissen des eigenen Körpers auseinandersetzen, um eine ausreichende Versorgung mit allen wichtigen Nährstoffen zu gewährleisten.

GESUND ABNEHMEN MIT DER RICHTIGEN ERNÄHRUNG

Wer Gewicht verlieren möchte, greift oft zu radikalen Diäten, die den Körper schnell unterversorgen und langfristig nicht gesund sind. Viel effektiver und schonender ist es, mit der richtigen Ernährung abzunehmen.

Der erste Schritt dabei ist, ein Kaloriendefizit zu schaffen. Der Körper verbrennt mehr Energie, als er durch die Nahrung aufnimmt, dadurch greift er auf die Fettreserven zurück und man nimmt ab. Dabei gilt es jedoch zu beachten, dass das Kaloriendefizit nicht zu groß sein sollte, um den Körper nicht zu unterversorgen und ihm ausreichend Energie zu liefern.

Eine ausgewogene Ernährung ist auch beim Abnehmen wichtig, um den Körper mit allen notwendigen Nährstoffen zu versorgen. Obst und Gemüse sollten dabei den Großteil der Nahrung ausmachen, da sie reich an Vitaminen und Ballaststoffen sind. Vollkornprodukte, mageres Fleisch, Fisch und Hülsenfrüchte liefern den Körper mit wichtigen Nährstoffen und Proteinen, ohne dabei zu viele Kalorien zu liefern.

Es gibt jedoch auch "schlechte" Kalorien, die vermieden werden sollten. Dazu zählen natürlich zuckerhaltige Limonaden und Süßigkeiten, aber auch versteckter Zucker in Fertigprodukten oder Weißmehlprodukten. Hier sollte man auf eine gesunde Alternative zurückgreifen, wie beispielsweise zuckerfreie Limonade oder selbst gemachte, gesunde Snacks. Auch Alkohol und fettreiche Speisen sollten nur in Maßen genossen werden.

Ein weiterer wichtiger Faktor ist das Essverhalten. Oft essen wir aus Langeweile oder Stress, ohne wirklich hungrig zu sein.

Hier hilft es, ein Bewusstsein für das eigene Essverhalten zu entwickeln und auf die Signale des Körpers zu achten. Langsames und bewusstes Essen, ohne Ablenkung durch den Fernseher oder das Smartphone, hilft uns dabei, das Sättigungsgefühl wahrzunehmen und nicht zu viel zu essen.

Neben der richtigen Ernährung spielt auch Bewegung eine wichtige Rolle beim Abnehmen. Sportliche Aktivitäten wie Joggen, Radfahren oder Schwimmen verbrennen Kalorien und helfen dabei, den Körper in Form zu bringen.

Zusammenfassend kann man sagen, dass gesundes Abnehmen vor allem auf einer ausgewogenen Ernährung basiert, die dem Körper alle notwendigen Nährstoffe liefert. Ein Kaloriendefizit ist dabei wichtig, sollte jedoch nicht zu groß sein, um den Körper ausreichend zu versorgen. Ein bewusstes Essverhalten und ausreichende Bewegung sind die Ergänzung zur gesunden Ernährung und sorgen für langfristigen Erfolg beim Abnehmen.

ERNÄHRUNG BEI DIABETES

Diabetes mellitus, auch bekannt als Zuckerkrankheit, ist eine chronische Erkrankung, die durch einen erhöhten Blutzuckerspiegel gekennzeichnet ist. Durch eine gesunde Ernährung kann man den Blutzuckerspiegel kontrollieren und Komplikationen vermeiden. Die Ernährungsberatung spielt daher eine wichtige Rolle bei der Behandlung von Diabetes. Hier sind einige grundlegende Ernährungstipps für Menschen mit Diabetes:

1. Die richtigen Kohlenhydrate wählen: Kohlenhydrate sollten Teil einer gesunden Ernährung sein, aber die Auswahl der richtigen Art von Kohlenhydraten ist von entscheidender Bedeutung. Gesunde Kohlenhydrate sind solche mit einem niedrigen glykämischen Index wie Vollkornprodukte, brauner Reis und Hülsenfrüchte. Raffinierte Kohlenhydrate wie weißes Brot, Kuchen, Gebäck und Süßigkeiten sollten begrenzt werden.

2. Essen Sie mehr Obst und Gemüse: Obst und Gemüse sind voll von Ballaststoffen, Vitaminen und Mineralstoffen und können helfen, den Blutzucker zu regulieren. Es wird empfohlen, fünf Portionen Obst und Gemüse pro Tag zu essen.

3. Essen Sie regelmäßig: Essen Sie regelmäßig und halten Sie den Zeitabstand zwischen den Mahlzeiten ein. Dies kann helfen, den Blutzucker zu regulieren.

4. Vermeiden Sie verarbeitete Lebensmittel: Verarbeitete Lebensmittel sind oft mit zugesetztem Zucker, Salz und gesättigten Fetten beladen. Versuchen Sie, frisch zubereitete Mahlzeiten mit natürlichen Zutaten zu essen.

5. Vermeiden Sie zuckerhaltige Getränke: Zuckerhaltige Getränke wie Limonaden, Fruchtsäfte und Energy-Drinks sollten vermieden werden, da sie den Blutzuckerspiegel schnell erhöhen

können.

6. Fettarme Optionen wählen: Menschen mit Diabetes sollten fettarme Optionen wählen, die weniger gesättigte Fette und Transfette enthalten. Gute Fettquellen sind ungesättigte Fette wie Avocado, Nüsse, Olivenöl und Fisch.

7. Auf Portionsgrößen achten: Das Essverhalten hat einen großen Einfluss auf den Blutzuckerspiegel. Es ist wichtig, auf Portionsgrößen zu achten und nicht zu viel zu essen.

Es ist auch wichtig zu beachten, dass jeder Mensch anders ist und unterschiedliche Erfahrungen bei der Regulierung seines Blutzuckerspiegels hat. Es ist daher ratsam, einen Ernährungsberater oder Arzt aufzusuchen, um eine individuelle Diät zu erstellen, die auf den Bedürfnissen des Patienten basiert.

ERNÄHRUNGSTIPPS BEI BLUTHOCHDRUCK

Bluthochdruck, auch als Hypertonie bezeichnet, ist eine häufige Erkrankung, die sich auf etwa 1 Milliarde Menschen auf der ganzen Welt auswirkt. Es handelt sich dabei um einen Zustand, bei dem der Druck in den Arterien höher ist als normal, was auf Dauer das Risiko für Herz-Kreislauf-Erkrankungen, Schlaganfälle und Nierenprobleme erhöht. Eine gesunde Ernährung kann dazu beitragen, den Blutdruck zu senken und das Risiko für diese Erkrankungen zu verringern. In diesem Kapitel werden wir einige Ernährungstipps für Menschen mit Bluthochdruck diskutieren.

1. Reduzieren Sie den Salzkonsum

Eine zu hohe Salzzufuhr kann den Blutdruck erhöhen. Daher ist es wichtig, den Salzkonsum zu reduzieren, indem man weniger Salz verwendet und verarbeitete Lebensmittel mit hohem Salzgehalt vermeidet. Alternativ können Gewürze und Kräuter verwendet werden, um den Geschmack von Lebensmitteln zu verbessern.

2. Mehr Obst und Gemüse essen

Eine Ernährung, die reich an Obst und Gemüse ist, kann dazu beitragen, den Blutdruck zu senken. Obst und Gemüse enthalten Nährstoffe wie Kalium und Magnesium, die dabei helfen können, den Blutdruck zu senken.

3. Fettarme Milchprodukte

Fettarme Milchprodukte wie Joghurt, Milch und Käse können dazu beitragen, den Blutdruck zu senken. Diese Milchprodukte enthalten Kalzium, das dazu beitragen kann, den Blutdruck zu senken.

4. Gesunde Fette

Gesunde Fette, wie ungesättigte Fette und Omega-3-Fettsäuren, können helfen, den Cholesterinspiegel und den Blutdruck zu senken. Hierzu gehören Fisch, Nüsse, Samen, Olivenöl und Avocado.

5. Reduzieren Sie Zucker und verarbeitete Lebensmittel

Verarbeitete Lebensmittel sind oft reich an Zucker und verstecktem Salz. Vermeiden Sie daher verarbeitete Lebensmittel und süße Getränke wie Softdrinks und Fruchtsäfte, um den Blutdruck zu senken.

6. Medizinische Ernährung

In einigen Fällen kann eine spezielle Ernährung notwendig sein, um den Blutdruck zu senken. Hierzu gehört die „DASH"-Diät, die für Dietary Approaches to Stop Hypertension (Ernährungsansätze zur Kontrolle von Hypertonie) steht. Diese Ernährungsweise betont das Essen von Obst, Gemüse, Vollkornprodukten, magerem Fleisch und fettarmen Milchprodukten und kann dazu beitragen, den Blutdruck zu senken.

Zusammenfassend kann eine gesunde Ernährung dazu beitragen, den Blutdruck bei Menschen mit Bluthochdruck zu senken und das Risiko für Herz-Kreislauf-Erkrankungen, Schlaganfälle und Nierenprobleme zu reduzieren. Es ist wichtig, auf eine ausgewogene Ernährung zu achten, die reich an Obst, Gemüse, fettarmen Milchprodukten und gesunden Fetten ist, während gleichzeitig verarbeitete Lebensmittel, Zucker und Salz reduziert werden. Wenn Sie weitere Fragen haben, sprechen Sie mit Ihrem Arzt oder Ihrem Ernährungsberater.

ERNÄHRUNG BEI NIERENPROBLEMEN

Die Nieren sind ein wichtiges Organ in unserem Körper, da sie dafür verantwortlich sind, Giftstoffe auszuscheiden und den Wasserhaushalt sowie den Elektrolyt-Spiegel im Körper auszugleichen. Bei Nierenproblemen ist es daher notwendig, auf eine spezielle Ernährung zu achten.

Eine nierenschonende Ernährung zeichnet sich durch einen reduzierten Eiweißgehalt und eine geringe Phosphatzufuhr aus. Grund dafür ist, dass die Nieren bei der Verarbeitung von Eiweiß- und Phosphatmolekülen an ihre Grenzen kommen und Schäden erleiden können. Auch eine zu hohe Zufuhr von Kalium oder Natrium kann die Nierenfunktion beeinträchtigen.

Folgende Ernährungstipps sind bei Nierenproblemen zu beachten:

1. Reduzierung von tierischem Eiweiß: Fleisch, Fisch, Eier und Milchprodukte sollten nur in geringen Mengen verzehrt werden. Alternativ können pflanzliche Proteinquellen wie Bohnen, Linsen oder Tofu auf dem Speiseplan stehen.

2. Vermeidung von phosphathaltigen Lebensmitteln: Phosphat ist in großem Umfang in Lebensmitteln wie Milch, Käse, Wurst und Fertigprodukten enthalten. Eine reduzierte Aufnahme dieser Lebensmittel ist daher empfehlenswert. Auch phosphatreiche Zusatzstoffe wie Backpulver oder Schmelzkäse sollten vermieden werden.

3. Einschränkung von Kalium: Kalium ist ein wichtiger Elektrolyt, der jedoch bei Nierenproblemen nur bedingt ausgeschieden werden kann. Eine zu hohe Kaliumaufnahme kann daher zu

schweren Nierenproblemen führen. Kaliumreiche Lebensmittel wie Bananen, Orangen, Tomaten oder Kartoffeln sollten daher nur in geringen Mengen verzehrt werden.

4. Reduzierung von Natrium: Eine zu hohe Salzaufnahme kann ebenfalls zu Problemen bei der Nierenfunktion führen. Daher sollte auf salzhaltige Lebensmittel wie Chips, Käse oder Konserven verzichtet werden. Stattdessen kann zu frischen Kräutern und Gewürzen gegriffen werden.

Fazit: Bei Nierenproblemen ist eine spezielle, nierenschonende Ernährung von großer Bedeutung. Eine ausgewogene Ernährung, die den Eiweiß-, Phosphat-, Kalium- und Natriumbedarf berücksichtigt, kann dazu beitragen, den Krankheitsverlauf zu verbessern und die Nierenfunktion zu erhalten. Bei Fragen zur nierenschonenden Ernährung sollte ein Arzt oder Ernährungsberater konsultiert werden.

ERNÄHRUNG BEI RHEUMA

Rheuma ist eine chronische Entzündungserkrankung, die alle Strukturen des Bewegungssystems und Organe betreffen kann. Eine Ernährungsumstellung kann dazu beitragen, Entzündungen und Schmerzen zu lindern und das allgemeine Wohlbefinden zu verbessern. In diesem Kapitel werden die wichtigsten Ernährungstipps bei Rheuma vorgestellt.

Eine ausgewogene Ernährung, die reich an Antioxidantien, entzündungshemmenden Omega-3-Fettsäuren und Ballaststoffen ist, kann das Immunsystem stärken und Entzündungen lindern. Zu den Lebensmitteln, die bei Rheuma empfohlen werden, gehören:

1. Fettarme Milchprodukte: Fettarme Milchprodukte wie Joghurt und Käse sind proteinreich und enthalten Kalzium, Vitamin D und andere Nährstoffe, die wichtig für starke Knochen sind. Milchprodukte enthalten auch das entzündungshemmende Enzym Lysozym.

2. Fisch: Fisch enthält Omega-3-Fettsäuren, die entzündungshemmend wirken und die Konzentration von Entzündungsmediatoren im Körper reduzieren können. Fischsorten wie Lachs, Hering und Sardinen sind besonders reich an Omega-3-Fettsäuren.

3. Gemüse: Gemüse wie Spinat, Brokkoli, Grünkohl und Rote Beete sind reich an Antioxidantien, Vitaminen und Mineralstoffen, die das Immunsystem stärken und Entzündungen lindern können.

4. Obst: Obst wie Beeren, Orangen, Grapefruits und Melonen sind reich an Antioxidantien und Vitamin C, die Entzündungen reduzieren und das Immunsystem stärken können.

5. Vollkornprodukte: Vollkornprodukte wie Vollkornbrot, Vollkornreis und Vollkornnudeln sind reich an Ballaststoffen, die die Darmgesundheit fördern und Entzündungen reduzieren können.

6. Ingwer: Ingwer ist ein natürliches entzündungshemmendes Mittel und kann bei Rheuma die Schmerzen lindern. Es kann als Gewürz verwendet werden oder als Tee aufgebrüht werden.

7. Kurkuma: Kurkuma ist ein Gewürz mit entzündungshemmenden Eigenschaften und hat in Studien gezeigt, dass es bei Rheuma Schmerz und Entzündungen lindern kann.

Es gibt auch Lebensmittel, die bei Rheuma vermieden werden sollten, da sie entzündungsfördernd wirken können. Dazu gehören:

1. Verarbeitete Lebensmittel: Verarbeitete Lebensmittel wie Fast Food, Chips und Fertigmahlzeiten enthalten oft hohe Mengen an Zucker, Salz und ungesunden Fetten, die Entzündungen und Schmerzen im Körper verstärken können.

2. Rotes Fleisch: Rotes Fleisch enthält Arachidonsäure, ein Omega-6-Fettsäure, die entzündungsfördernd wirkt. Es sollte daher nur in begrenzten Mengen konsumiert werden.

3. Nachtschattengewächse: Einige Menschen mit Rheuma erfahren eine Verschlechterung der Symptome nach dem Verzehr von Nachtschattengewächsen wie Tomaten, Paprika, Auberginen und Kartoffeln. Es wird empfohlen, sie zu reduzieren oder zu vermeiden, um festzustellen, ob sie die Symptome verschlimmern.

4. Alkohol und Tabak: Alkohol und Tabak können Entzündungen und Schmerzen bei Rheuma verstärken und sollten daher vermieden werden.

Eine ausgewogene, entzündungshemmende Ernährung kann

dazu beitragen, Entzündungen und Beschwerden bei Rheuma zu reduzieren. Es wird jedoch empfohlen, einen Arzt oder Ernährungsberater zu konsultieren, um eine individuelle Ernährungsplan zu erstellen, der auf die individuellen Bedürfnisse und Einschränkungen eingeht.

ERNÄHRUNG GEGEN KREBS – MYTHOS ODER WAHRHEIT?

Eine Krebsdiagnose kann für viele Menschen ein Schock sein. Oft stellt sich die Frage, wie Krebs vermieden oder bekämpft werden kann. Dabei hat die Ernährung einen wichtigen Einfluss auf die Gesundheit und kann möglicherweise Krebsrisiken reduzieren. Doch was ist dran an den vielen Mythen und Ratschlägen rund um das Thema „Ernährung gegen Krebs"?

Zunächst einmal ist es wichtig zu betonen, dass es keine bestimmte Nahrungsmittelgruppe gibt, die vollständig vor Krebs schützt. Es muss jedoch darauf hingewiesen werden, dass eine gesunde, ausgewogene Ernährung einen wichtigen Beitrag zur Krebsprävention leistet. Untersuchungen haben gezeigt, dass Personen, die viel Obst und Gemüse, Vollkorn und fettarme Milchprodukte essen, ein geringeres Risiko für bestimmte Arten von Krebs haben.

Ein weiterer wichtiger Faktor ist, dass eine ausgewogene Ernährung zu einem gesunden Körpergewicht beitragen kann. Studien haben gezeigt, dass Übergewicht das Krebsrisiko erhöhen kann, insbesondere für Brust-, Darm-, Prostata- und Gebärmutterkrebs.

Doch was ist mit speziellen Lebensmitteln und Diäten, die als „krebsbekämpfend" beworben werden? Hier müssen Vorsicht und kritisches Denken geboten sein. Es gibt keine spezielle Diät, die Krebs heilen oder verhindern kann. Ein Beispiel für eine populäre „Anti-Krebs-Diät" ist die ketogene Ernährung, die sehr wenig Kohlenhydrate und viel Fett enthält. Einige Studien haben gezeigt, dass eine ketogene Ernährung das Tumorwachstum bei Mäusen reduzieren kann, es gibt jedoch keine ausreichenden

Beweise dafür, dass dies auch beim Menschen der Fall ist. Es ist auch wichtig, darauf hinzuweisen, dass eine strenge ketogene Diät bei manchen Menschen Nebenwirkungen wie Müdigkeit, Kopfschmerzen und Übelkeit verursachen kann.

Ein weiteres Beispiel ist die Verwendung von Nahrungsergänzungsmitteln als Krebsprävention. Doch auch hier gibt es keine überzeugenden Beweise, dass Nahrungsergänzungsmittel das Krebsrisiko tatsächlich reduzieren. Im Gegenteil, es gibt sogar Hinweise darauf, dass eine Überdosierung von Vitamin E und Beta-Carotin das Krebsrisiko erhöhen kann.

Fazit: Eine gesunde und ausgewogene Ernährung und ein gesundes Körpergewicht sind wichtige Faktoren zur Vorbeugung von Krebs. Es gibt jedoch keine spezielle Diät oder Lebensmittel, die Krebs verhindern oder heilen können. Es ist wichtig, kritisch zu sein und sich nicht von Mythen oder Marketingversprechen blenden zu lassen. Wenn Sie besorgt sind oder spezielle Fragen haben, sprechen Sie am besten mit einem qualifizierten Ernährungswissenschaftler oder Arzt.

FUNKTIONEN VON OBST UND GEMÜSE IN EINER GESUNDEN ERNÄHRUNG

In unserem täglichen Leben spielt Ernährung eine wichtige Rolle. Man hört immer wieder, wie wichtig es ist, Obst und Gemüse zu essen. Aber warum ist das so? Im Folgenden werden die Funktionen von Obst und Gemüse in einer gesunden Ernährung näher erläutert.

Funktionen von Obst in einer gesunden Ernährung:
Obst enthält viele Vitamine, um den Körper gesund zu halten. Es enthält auch Ballaststoffe, um den Körper geschmeidig zu halten und den Verdauungstrakt zu unterstützen. Einige sortenreiches Obst mit vielen Nährstoffen sind zum Beispiel Äpfel, Bananen, Erdbeeren, Orangen und Weintrauben.

Funktionen von Gemüse in einer gesunden Ernährung:
Gemüse enthält auch viele Vitamine und Mineralien, die unser Körper benötigt, um gesund zu sein. Gemüse ist auch reich an Ballaststoffen und sättigt den Magen, ohne viele Kalorien zu liefern. Sortenreiches Gemüse mit vielen Nährstoffen sind unter anderem Brokkoli, Karotten, Tomaten, Spinat und Paprika.

Wie viel Obst und Gemüse sollten wir täglich essen?
Die Deutsche Gesellschaft für Ernährung (DGE) empfiehlt mindestens 400 Gramm Gemüse und 250 Gramm Obst pro Tag zu konsumieren. Natürlich können Sie diese Menge jederzeit erhöhen, um noch mehr Nährstoffe zu bekommen. Die richtige Menge an Obst und Gemüse im täglichen Leben hat viele Vorteile, die Sie in Zukunft schätzen werden.

Fazit:

Obst und Gemüse sind eine hervorragende Möglichkeit, um den Körper mit wichtigen Vitaminen und Mineralstoffen zu versorgen. Der Verzehr von mehr Obst und Gemüse in Ihrer täglichen Ernährung kann dabei helfen, das Risiko von chronischen Krankheiten zu reduzieren und dazu beizutragen, dass Sie sich generell wohler und gesünder fühlen. Deshalb sollten Sie sich bemühen, täglich mindestens 5 Portionen Obst und Gemüse zu essen, um Ihre Gesundheit zu fördern.

GESUNDE ERNÄHRUNG UND SPORT – DIE PERFEKTE KOMBINATION

Die Kombination aus einer gesunden Ernährung und regelmäßiger körperlicher Aktivität ist ein wichtiger Faktor für unsere körperliche Gesundheit und unser Wohlbefinden. Sportliche Betätigung kann uns dabei helfen, unser Gewicht zu kontrollieren, unsere Fitness zu verbessern und das Risiko für chronische Erkrankungen wie Diabetes, Bluthochdruck und Herzerkrankungen zu reduzieren.

Aber welche Ernährung ist sinnvoll, wenn man regelmäßig Sport treibt? Hier sind einige Tipps, die helfen können:

1. Ausreichend Kohlenhydrate: Kohlenhydrate stellen die Energiequelle für unseren Körper dar und sind daher besonders wichtig, wenn wir sportliche Aktivitäten ausüben. Eine ausreichende Zufuhr von Kohlenhydraten vor und nach dem Training hilft unserem Körper, die benötigte Energie bereitzustellen und schneller zu regenerieren.

2. Proteine: Proteine sind wichtig für den Aufbau und Erhalt unserer Muskeln. Eine ausreichende Zufuhr von Proteinen nach dem Training unterstützt den Muskelaufbau und trägt zur Regeneration bei.

3. Gesunde Fette: Gesunde Fette wie Omega-3-Fettsäuren sind wichtig für unsere Gehirnfunktion, die Regulierung unseres Hormonsystems und die Entzündungsprozesse im Körper. Sie sind auch eine wichtige Energiequelle für längere, ausdauernde Aktivitäten wie Laufen, Radfahren oder Schwimmen.

4. Ausreichend Flüssigkeit: Eine ausreichende Flüssigkeitszufuhr ist besonders wichtig, wenn wir viel schwitzen. Durch das Schwitzen verliert unser Körper Wasser und wichtige Mineralstoffe, die wir durch eine ausreichende Flüssigkeitszufuhr wieder ersetzen müssen. Vor allem bei intensiven Trainingseinheiten sollte man daher darauf achten, ausreichend zu trinken.

5. Bunte und abwechslungsreiche Ernährung: Eine gesunde und ausgewogene Ernährung sollte immer aus einer Vielzahl von Lebensmitteln bestehen. Obst, Gemüse, Vollkornprodukte und mageres Fleisch oder Fisch sollten regelmäßig auf dem Speiseplan stehen und in verschiedenen Variationen zubereitet werden.

Es ist wichtig, darauf zu achten, dass man keine extremen Diäten oder Fastenkuren während des Trainings durchführt. Der Körper benötigt Nährstoffe und Energie, um während des Trainings optimal zu funktionieren. Eine ausgewogene Ernährung, die genug Kohlenhydrate, Proteine und gesunde Fette enthält, ist hier der Schlüssel zum Erfolg.

Eine gesunde Ernährung und Sport sind eine ideale Kombination, um unseren Körper gesund zu halten und uns fit zu fühlen. Eine ausgewogene Ernährung, angereichert um spezifische Ernährungstipps bei Sportlern, kann dazu beitragen, dass wir unser sportliches Potenzial ausschöpfen und uns schneller regenerieren können.

VERSCHIEDENE ERNÄHRUNGSFORMEN IM VERGLEICH – LOW CARB, LOW FAT UND CO.

In der Welt der Diäten gibt es unzählige Ansätze, um das eigene Wunschgewicht zu erreichen oder sich gesünder zu ernähren. Doch nicht alle sind gleichermaßen erfolgversprechend. In diesem Kapitel möchten wir die drei bekanntesten Ernährungsformen Low Carb, Low Fat und die ausgewogene Ernährung miteinander vergleichen und Vor- sowie Nachteile aufzeigen.

Low Carb

Bei der Low Carb Ernährungsform beschränkt man sich auf eine insgesamt geringe Kohlenhydratzufuhr. Ziel ist es, den Körper in einen Zustand der Ketose zu versetzen, bei welchem Energie nicht mehr aus Kohlenhydraten, sondern aus Fett gewonnen wird.

Ein großer Vorteil der Low Carb Ernährung ist, dass man automatisch weniger Kalorien zu sich nimmt. Die Einschränkung von Kohlenhydraten sorgt für ein schnelleres Sättigungsgefühl und senkt somit das Appetitgefühl.

Jedoch birgt die Low Carb Ernährung auch einige Risiken. Durch die Einschränkung von Produkten wie Vollkornbrot und Obst kann es zu einem Mangel an wichtigen Nährstoffen kommen. Zudem steigt bei einer hohen Fettzufuhr das Risiko für Herz-Kreislauf-Erkrankungen.

Low Fat

Im Gegensatz zur Low Carb Ernährung beschränkt sich die

Low Fat Ernährung auf eine geringe Fettzufuhr. Ziel ist es, ein Kaloriendefizit zu erzeugen und weniger Kalorien aufzunehmen als man verbraucht.

Ein Vorteil der Low Fat Ernährung ist ihre leichte Umsetzbarkeit im Alltag. Viele Produkte sind als fettreduzierte Varianten erhältlich und es ist einfach, fettarme Gerichte zuzubereiten.

Jedoch birgt auch die Low Fat Ernährung Risiken. Durch die Einschränkung von Fetten kann es zu Mangelerscheinungen von fettlöslichen Vitaminen sowie einem Mangel an essentiellen Fettsäuren kommen. Zudem kann der Verzicht auf Fette zu einem erhöhten Konsum von Kohlenhydraten führen, welche wiederum den Blutzuckerspiegel destabilisieren können.

Ausgewogene Ernährung

Die ausgewogene Ernährung gilt als eine der gesündesten Ernährungsformen. Hierbei werden alle Nährstoffe benötigt, um den Körper ausreichend zu versorgen. Man sollte auf eine abwechslungsreiche Kost achten, die aus Obst, Gemüse, Vollkornprodukten, mageren Proteinen und gesunden Fetten besteht.

Ein großer Vorteil der ausgewogenen Ernährung ist die Vielfalt an nährstoffreichen Lebensmitteln. Es können leckere Gerichte auf den Tisch gebracht werden, die den Körper rundum versorgen.

Jedoch ist auch hier Vorsicht geboten. Wer sich ausschließlich von Junkfood und raffinierten Kohlenhydraten ernährt, führt zwar theoretisch eine ausgewogene Ernährung zu sich, jedoch wird der Körper nicht ausreichend versorgt. Zudem ist es ein Irrglaube, dass man nicht zunimmt, solange man sich ausgewogen ernährt – auch hier ist eine Kalorienzufuhr-Balance wichtig.

Fazit:

Im Grunde genommen gibt es keine perfekte Ernährungsform, da sie immer individuell auf die Bedürfnisse der Person abgestimmt sein sollte. Wer jedoch auf eine gesunde und ausgewogene Kost achtet, in welcher genügend Obst, Gemüse, Vollkornprodukte und Magerproteine enthalten sind, sowie die Anzahl an Kohlenhydraten und Fetten im Auge behält, kann seinem Körper alles bieten, was er benötigt.

ERNÄHRUNG BEI STRESS UND BURNOUT

In unserer heutigen Zeit sind Stresssituationen nicht mehr wegzudenken. Jeder hat seine eigene Art und Weise damit umzugehen. Doch wie können wir uns ernähren, um unseren Körper bei Stress und Burnout zu unterstützen?

Stress macht nicht nur aus psychischer Sicht Probleme, sondern beeinflusst auch unseren Körper. Wenn wir uns gestresst fühlen, schüttet unser Körper Stresshormone wie Adrenalin und Cortisol aus. Diese Hormone erhöhen unseren Blutdruck und Puls, unsere Muskeln spannen sich an, und unsere Atmung wird flacher und schneller.

Eine gesunde Ernährung kann uns helfen, Stress abzubauen und unser Wohlbefinden zu stärken. Hier sind einige Ernährungstipps, die uns helfen, Stress und Burnout zu bekämpfen:

1. Essen Sie ausgewogen und abwechslungsreich: Eine ausgewogene Ernährung ist der Schlüssel für ein ausgewogenes Nervensystem. Achten Sie daher darauf, dass Sie alle wichtigen Nährstoffe zu sich nehmen.

2. Essen Sie regelmäßig: Regelmäßiges Essen hilft, den Blutzuckerspiegel stabil zu halten, was dazu beiträgt, Stress abzubauen. Überspringen Sie keine Mahlzeiten!

3. Reduzieren Sie zuckerhaltige und koffeinhaltige Lebensmittel: Zucker und Kaffee können zwar kurzfristig helfen, Energie zu gewinnen, haben jedoch einen negativen Einfluss auf den Blutzuckerspiegel und somit auf den Stresslevel.

4. Vermeiden Sie Alkohol und Tabak: Alkohol und Tabak sind keine Lösung für Stress. Ganz im Gegenteil: Sie verschlimmern die stressige Situation.

5. Essen Sie magnesiumreiche Lebensmittel: Magnesium ist ein wichtiger Nährstoff für die Entspannung des Körpers und ein Mangel kann zu Stresssymptomen führen. Essen Sie daher magnesiumreiche Lebensmittel wie Nüsse, Grünkohl und Vollkornprodukte.

6. Essen Sie Lebensmittel, die reich an Vitamin B sind: Vitamin B ist wichtig für die Unterstützung des Nervensystems. Essen Sie daher Gerste, Nüsse und Hülsenfrüchte, um Vitamin B aufzunehmen.

7. Essen Sie Omega-3-reiche Lebensmittel: Omega-3-Fettsäuren können Stress reduzieren. Essen Sie daher Walnüsse, Leinsamen oder fettreichen Fisch wie Lachs.

Eine ausgewogene Ernährung kann uns helfen, Stress abzubauen und unser Wohlbefinden zu stärken. Allerdings sollte man beachten, dass Ernährung alleine den Stress nicht besiegen kann. Es ist wichtig, sich geistig und körperlich zu entspannen und täglich eine Auszeit zu nehmen.

GESUND ESSEN IM ALLTAG – TIPPS FÜR BERUFSTÄTIGE UND VIELBESCHÄFTIGTE

In unserer heutigen Gesellschaft sind viele Menschen ständig unterwegs und haben wenig Zeit, um sich um ihre Ernährung zu kümmern. Oftmals greifen Berufstätige und Vielbeschäftigte daher zu schnellen und ungesunden Mahlzeiten, um ihren Hunger zu stillen. Doch eine ausgewogene und gesunde Ernährung ist nicht nur wichtig für unser Wohlbefinden, sondern auch für unsere Leistungsfähigkeit im Berufsalltag. Deshalb möchten wir Ihnen in diesem Kapitel einige Tipps geben, wie Sie auch bei einem stressigen Alltag gesund essen können.

1. Planung ist das A und O: Planen Sie Ihre Mahlzeiten im Voraus und bereiten Sie diese gegebenenfalls am Vorabend zu. So vermeiden Sie, dass Sie sich spontan für ungesunde Snacks entscheiden müssen.

2. Snacks vorbereiten: Bereiten Sie sich gesunde Snacks wie Obst, Gemüse oder Nüsse vor, die Sie problemlos mitnehmen können. Diese gesunden Snacks geben Ihnen zwischendurch Energie und helfen Ihnen dabei, Heißhungerattacken zu vermeiden.

3. Esspausen einhalten: Nehmen Sie sich die Zeit, um Ihre Mahlzeiten bewusst und ohne Ablenkung zu genießen. Legen Sie dabei gegebenenfalls eine Pause ein, um sich voll und ganz auf Ihre Mahlzeit zu konzentrieren.

4. Achten Sie auf eine ausgewogene Ernährung: Eine ausgewogene Ernährung besteht aus einer Kombination von Kohlenhydraten, Proteinen und gesunden Fetten. Vermeiden Sie zu viele Fertigprodukte und greifen Sie stattdessen zu

frischen Lebensmitteln wie Obst, Gemüse, Vollkornprodukten und fettarmem Fleisch oder Fisch.

5. Mahlzeiten austauschen: Ersetzen Sie ungesunde Snacks und Mahlzeiten durch gesunde Alternativen. So können Sie beispielsweise anstelle von Chips oder Schokolade auch mal zu einem Apfel greifen.

6. Trinken Sie ausreichend Wasser: Trinken Sie ausreichend Wasser, um Ihren Körper mit Flüssigkeit zu versorgen. Eine ausreichende Flüssigkeitszufuhr fördert nicht nur die Verdauung, sondern erhöht auch die Konzentration.

7. Vermeiden Sie Alkohol und koffeinhaltige Getränke: Vermeiden Sie den Konsum von Alkohol und koffeinhaltigen Getränken wie Kaffee oder Energy-Drinks, da diese oft negative Auswirkungen auf Ihre Konzentration und Ihr Wohlbefinden haben können.

Insgesamt ist es wichtig, dass Sie sich bewusst Zeit für Ihre Ernährung nehmen. Durch eine ausgewogene und gesunde Ernährung fühlen Sie sich nicht nur besser, sondern steigern auch Ihre Leistungsfähigkeit im Alltag. Probieren Sie doch einmal unsere Tipps aus und schaffen Sie sich gesunde Essgewohnheiten für Ihr alltägliches Leben.

DIE BEDEUTUNG VON AUSREICHEND FLÜSSIGKEIT IN EINER GESUNDEN ERNÄHRUNG

Flüssigkeitsmangel kann zu verschiedenen körperlichen Beschwerden führen. Aus diesem Grund ist es wichtig, ausreichend Flüssigkeit zu sich zu nehmen. Doch wie viel Flüssigkeit wird eigentlich benötigt und welche Rolle spielt sie in einer gesunden Ernährung?

Warum ist Flüssigkeit so wichtig?

Unser Körper besteht zu einem großen Teil aus Wasser. Es erfüllt wichtige Aufgaben wie den Transport von Nährstoffen und Sauerstoff, die Entgiftung und die Thermoregulation. Aus diesem Grund ist es wichtig, dass der Körper ausreichend mit Flüssigkeit versorgt wird. Ein Flüssigkeitsmangel kann zu Beschwerden wie Kopfschmerzen, Müdigkeit und Konzentrationsschwäche führen. Auch die Haut, die Schleimhäute und unsere Gelenke können unter einem Mangel an Flüssigkeit leiden.

Wie viel Flüssigkeit benötigt der Körper?

Die Richtlinien für die Flüssigkeitszufuhr variieren je nach Alter, Geschlecht und körperlicher Aktivität. Im Allgemeinen wird empfohlen, täglich mindestens 1,5 bis 2 Liter Wasser oder ungesüßten Tee zu trinken. Bei körperlicher Anstrengung und heißen Temperaturen kann der Bedarf jedoch höher sein. Auch stillende Mütter und ältere Menschen sollten auf eine ausreichende Flüssigkeitszufuhr achten.

Welche Rolle spielt Flüssigkeit in einer gesunden Ernährung?

Neben den aufgeteilten 1,5 bis 2 Litern Flüssigkeit sollten

in der Ernährung auch nährstoffreiche Getränke wie Milch oder Fruchtsäfte enthalten sein. Auch Suppen und Brühen liefern Flüssigkeit und wichtige Nährstoffe. Viele Obst- und Gemüsesorten haben ebenfalls einen hohen Wasseranteil und können somit zur täglichen Flüssigkeitszufuhr beitragen. Generell gilt: Je vielfältiger die Ernährung, desto besser wird der Körper mit den notwendigen Flüssigkeiten versorgt.

Welche Getränke sind am besten geeignet?

Am besten eignen sich Wasser und ungesüßter Tee als Durstlöscher. Auch Obst- und Gemüsesäfte sollten ohne Zuckerzusätze und in Maßen genossen werden. Alkoholische Getränke hingegen entziehen dem Körper Flüssigkeit und sollten nur in Maßen genossen werden.

Fazit

Ausreichend Flüssigkeit ist essentiell für eine gesunde Ernährung und ein positives Körperbefinden. Sowohl Wasser als auch nährstoffreiche Getränke sollten regelmäßig und ausgewogen konsumiert werden. Eine vielfältige Ernährung, die reich an Obst, Gemüse und Suppen ist, kann dabei helfen, den täglichen Bedarf an Flüssigkeit zu decken.

GESUNDE ERNÄHRUNG IM URLAUB – TIPPS FÜR UNTERWEGS

Es ist nicht immer einfach, im Urlaub gesund zu essen, insbesondere wenn es an Restaurants und Imbissen mangelt. Vor allem, wenn Sie unterwegs sind und keine Möglichkeiten haben, frische Lebensmittel zuzubereiten, kann es schwierig sein, sich an eine gesunde Ernährung zu halten. Aber das bedeutet nicht, dass Sie Ihre Ernährung in den Urlaubstagen vollständig umstellen müssen. Hier sind einige Tipps, um Ihre Ernährung aufrechtzuerhalten und dennoch den Urlaub genießen zu können:

1. Planen Sie im Voraus: Wenn Sie Ihre Mahlzeiten und Snacks planen, haben Sie eine bessere Vorstellung davon, was Sie essen werden und wann. Versuchen Sie, möglichst viele gesunde Lebensmittel zu integrieren, wie Gemüse, Obst, Vollkornprodukte und fettarmes Protein.

2. Vermeiden Sie Fast Food: Es ist zwar verlockend, aber Fast-Food-Gerichte sind oft reich an Kalorien, gesättigten Fetten und Salz. Versuchen Sie, diese zu vermeiden und wählen Sie stattdessen leichtere Optionen wie Salate oder gegrilltes Huhn.

3. Essen Sie auf lokale Art: Nutzen Sie Ihren Urlaub und probieren Sie lokale Gerichte. Es ist auch eine gute Möglichkeit, neue und gesunde Spezialitäten kennenzulernen. Asiatische oder mediterrane Küche sind hervorragende Optionen, um das Verlangen nach frischen, gesunden Lebensmitteln zu stillen.

4. Machen Sie einen Lebensmitteleinkauf: Versuchen Sie, den nächstgelegenen Lebensmittelmarkt zu besuchen, um Snacks und einfache Mahlzeiten zu kaufen. Auf diese Weise haben Sie immer

eine gesunde Option zur Hand, wenn das Bedürfnis nach Snacks aufkommt.

5. Achten Sie auf Portionsgrößen: In vielen Restaurants können die Portionen sehr groß sein. Versuchen Sie, die Hälfte der Mahlzeit in einer Box aufzubewahren und später zu essen, oder teilen Sie die Mahlzeit mit Ihrem Reisepartner.

6. Vermeiden Sie verarbeitete Lebensmittel: Chips, Kekse, Schokolade und andere Süßigkeiten sind zwar lecker und verlockend, aber ihre Zusammensetzungen sind oft voller Zucker und langer Liste von Zutaten, die ihrer Gesundheitswirkung schaden. Es ist ratsam, solche Produkte auf ein Minimum zu reduzieren und zum Beispiel, wenn nötig, auf Obst als Snack auszuweichen.

7. Trinken Sie viel Wasser: Es ist wichtig, während des Urlaubs hydratisiert zu bleiben, insbesondere wenn Sie viel schwitzen. Nehmen Sie daher immer eine Wasserflasche mit und versuchen Sie, während des Tages mindestens 2-3 Liter Wasser zu trinken.

Abschließend gibt es viele Möglichkeiten, auf gesunde Ernährung im Urlaub zu achten. Indem Sie sich an einige grundlegende Regeln halten und planen, können Sie den Urlaub genießen und trotzdem Ihre Ernährung aufrechterhalten.